AF458903

ANÉMIE, CHLOROSE, LYMPHATISME, SCROFULE
ET TUBERCULOSE

MALADIES DE POITRINE

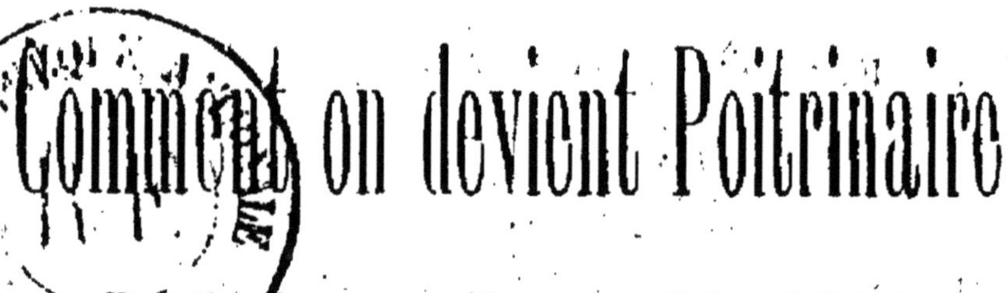

Comment on devient Poitrinaire

Par le Docteur HECTOR GRASSET

LICENCIÉ ÈS-SCIENCES PHYSIQUES
LAURÉAT DE LA FACULTÉ DE MÉDECINE
ANCIEN INTERNE PR. DES HÔPITAUX DE PARIS
MEMBRE DE LA SOCIÉTÉ DE MÉDECINE DE PARIS
ANCIEN PRÉPARATEUR
D'HISTOLOGIE PATHOLOGIQUE ET BACTÉRIOLOGIE A L'HÔTEL-DIEU

CONSEILS AUX FAMILLES

PARIS 1899

AUTRES TRAVAUX DU MÊME AUTEUR

I. **Etude d'un champignon pyogène, parasite de l'homme.**
Archives de Méd. exp. et d'anat. pathologique. Septembre 1893.

II. **Sur l'action physiologique de l'eau oxygénée.**
Société de Biologie, 1893.

III. **Le parasitisme dans le cancer.**
Gazette des Hôpitaux, 1894.

IV. **Etude sur le muguet** (Médaille de bronze de la Faculté de Médecine). Paris, 1894.

V. **Les rayons X.**
Photo-Journal, 1896.

VI. **Les rayons électriques.**
Photo-Journal, 1896.

VII. **Les fièvres gastro-intestinales de la seconde enfance.**
Gazette des Hôpitaux, 1896.

VIII. **Intoxication iodoformique a susceptibilité individuelle croissante.**
Société de Médecine de Paris, 1897.

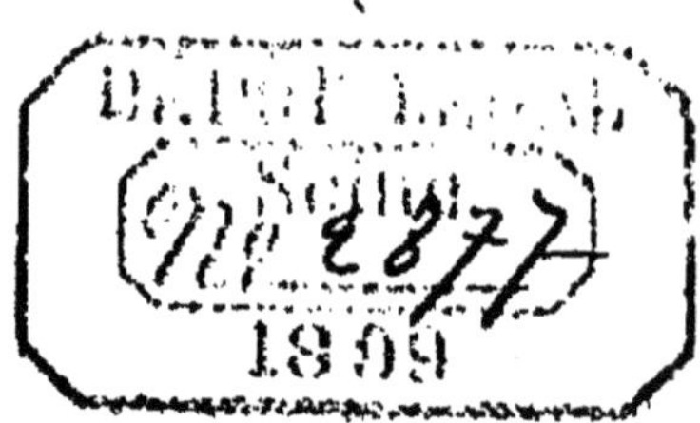

CONSEILS AUX FAMILLES

Par le Docteur H. GRASSET.

AUTRES TRAVAUX DU MÊME AUTEUR

I. ETUDE D'UN CHAMPIGNON PYOGÈNE, PARASITE DE L'HOMME.
Archives de Méd. exp. et d'anat. pathologique. Septembre 1893.

II. SUR L'ACTION PHYSIOLOGIQUE DE L'EAU OXYGÉNÉE.
Société de Biologie, 1893.

III. LE PARASITISME DANS LE CANCER.
Gazette des Hôpitaux, 1894.

IV. ETUDE SUR LE MUGUET (Médaille de bronze de la Faculté de Médecine). Paris, 1894.

V. LES RAYONS X.
Photo-Journal, 1896.

VI. LES RAYONS ÉLECTRIQUES.
Photo-Journal, 1896.

VII. LES FIÈVRES GASTRO-INTESTINALES DE LA SECONDE ENFANCE.
Gazette des Hôpitaux, 1896.

VIII. INTOXICATION IODOFORMIQUE A SUSCEPTIBILITÉ INDIVIDUELLE CROISSANTE.
Société de Médecine de Paris, 1897.

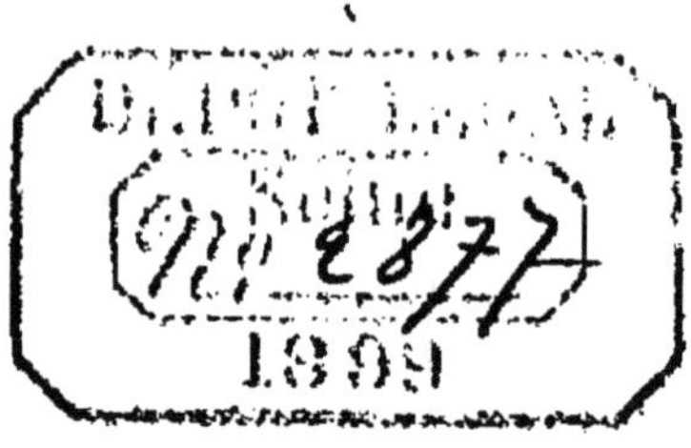

CONSEILS AUX FAMILLES

Par le Docteur H. GRASSET.

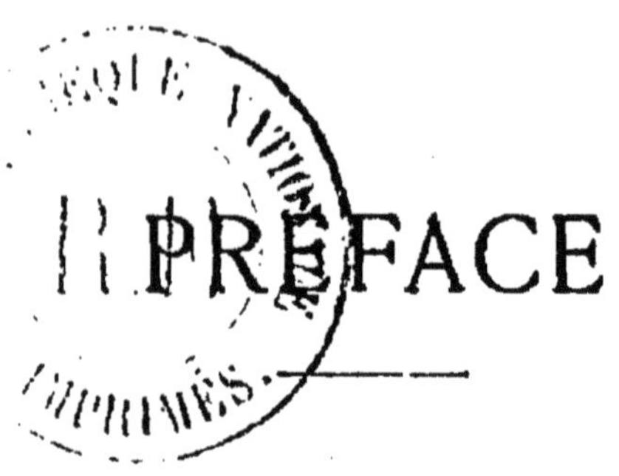

PRÉFACE

Il est une maladie qui pèse sur l'humanité comme le plus grand fléau, qui fait disparaître annuellement, dans notre pays, près de cent mille individus, et pour la plupart à la fleur de l'âge, qui cause le cinquième des décès, et qui, dans l'espace d'un siècle, forme plus de victimes que les accidents et les guerres les plus violentes, que toutes les épidémies réunies. Ce mal, c'est la Tuberculose *qui sévit sous plusieurs formes, mais principalement cantonnée dans le poumon où elle produit la tuberculose pulmonaire qui finit par la phtisie.*

Alors que l'hygiène publique, mise en pratique, parvient à diminuer le nombre et la rigueur des maladies épidémiques, à réduire la mortalité, la tuberculose étend de plus en plus ses ravages.

L'Académie de Médecine, sortant de sa routine traditionnelle, veut se rattraper en faisant édicter par les pouvoirs publics des mesures draconiennes pour éviter la contagion, afin de prévenir l'extension du mal. Désinfection des locaux habités par les phtisiques, défense de cracher par terre, destruction des crachats, tous ces moyens, évidemment fort recommandables, sont impossibles à mettre en action d'une façon rigoureuse et sont de plus insuffisants.

Certes, la tuberculose est contagieuse, mais elle ne l'est que dans certaines conditions, c'est pourquoi pendant des siècles elle n'a pas été considérée ainsi par les auteurs les plus éminents. Pour devenir tuberculeux, il faut surtout et avant tout *y être prédisposé, soit par héridité, soit par épuisement physique ou moral.*

J'estime donc qu'il serait beaucoup plus efficace *pour enrayer cette maladie qui s'implante sur toute déchéance organique, d'indiquer aux gens quelles sont les conditions propres à la provoquer et de leur faire suivre le régime hygiénique convenable pour l'éviter. Mettre en garde contre la maladie, c'est le but que se propose ce petit opuscule qui fera vraiment* œuvre utile.

Il est encore un autre but, aussi noble, auquel je veux atteindre : la propagation de cette idée que la tuberculose est très guérissable. S'il est plus facile d'éviter le mal que le combattre, il ne s'ensuit pas qu'il faille rester inactif. La tuberculose sous toutes ses formes, même pulmonaire, lorsqu'elle ne prend pas une allure aiguë est facilement curable et d'autant plus qu'elle est prise au début avec un traitement rigoureux et bien tracé. Le tuberculeux ne doit pas se désespérer, il peut guérir, il doit *même le faire. C'est l'opinion bien assise de tous les médecins qui se sont occupe sérieusement du traitement des poitrinaires, c'est celle que propagent avec ardeur les confrères tuberculeux qui se sont guéris, avec une éloquence d'autant plus facile qu'ils apportent une preuve palpable.*

L'opinion adverse est cependant bien enracinée dans le public, encouragée malheureusement par la plupart des médecins qui la professent. C'est cette idée qu'il faut extirper et rejeter au loin, car elle est cause de l'inertie fatale du traitement banal, non méthodique, et du découragement suivi de désespoir du pauvre tuberculeux. Rester les bras croisés, proclamer l'inutilité d'un traitement et laisser tomber un arrêt de mort sans appel, c'est le fait d'un ignorant, c'est être inhumain. Le tuberculeux non ou mal soigné voit la fin de sa carrière en l'espace moyen de deux ou trois ans ; le tuberculeux rigoureusement soigné et suivi guérit ou bénéficie d'une prolongation considérable en se maintenant dans un état relativement satisfaisant.

Pourquoi tant de médecins sont-ils inactifs ? Tout simplement parce qu'ils n'ont pas étudié le poitrinaire. Dans le courant de leurs études, à l'hôpital, ils ne voient que des phtisiques avancés, qui sont un embarras pour le service, chroniques que l'on ausculte une fois, auxquels on donne une médication banale, que l'on retape et que l'on renvoie aussitôt qu'ils peuvent marcher, pour laisser la place aux autres plus intéressants. La tuberculose au début étant souvent cachée sous une autre forme de maladie, ils n'apprennent pas à la dépister au moment où ce serait le plus urgent. Iront-ils la dénicher dans les rhumes prolongés mal soignés, qui ne se présentent jamais à l'hôpital ? Et quand ils débuteront dans la clientèle, que verront-ils ? Tous ceux qui sont abandonnés par les plus anciens et qu'ils ne sont nullement préparés à guérir ! Il n'y a rien qui puisse les encourager et ils s'abandonnent à l'opinion commune, fatale pour les malades. Plus tard ils emploieront sans conviction, sans méthode, les médications que l'on préconise, n'auront aucune persévérance, par suite aucun succès, et navrés ne feront plus aucun effort.

Il y a une cause d'échec pour les plus courageux qui veulent tenter un effort, et cette cause vient du malade et de son entourage. Le docteur qui fait de la clientèle en a besoin pour vivre, il fait donc tout pour la retenir à lui, à juste titre d'ailleurs. Si un tuberculeux au début ou à une période curable vient le trouver, dans son honnêteté et dans son désir de le guérir, il lui annonce avec précaution quel est son état, les nombreux efforts qu'il lui fau-

dra faire pour arriver à une cure, la durée longue du traitement. Le malade qui ne veut jamais l'être, et la famille qui ne veut pas qu'il y ait un poitrinaire en elle, pensent que le médecin veut se créer des clients de rapport, que c'est un charlatan et le quittent. De voir son honnêteté si mal récompensée, le médecin se dépite et désormais annonce que la maladie n'est rien et garde plus longtemps le client qui le quittera cependant au bout d'un laps de temps donné en voyant son état s'aggraver. Le tuberculeux non prévenu ne se soigne jamais d'une façon assidue et s'aggrave nécessairement, donc on doit lui dévoiler *son état. Je ne me suis jamais départi de cette méthode dont j'ai subi les désagréments, mais ceux-ci m'ont été plus utiles que nuisibles. Le client me quittait et allait trouver d'autres confrères, généralement plusieurs; les uns honnêtes, rassuraient le malade et suivaient la méthode générale, d'autres, mauvais voisins, me traitaient de charlatan, en voulant à la bourse du client; le malade satisfait de voir tout répondre à ses désirs disait pis que pendre de moi, et la famille faisait chorus; mais au bout d'un certain temps, l'état empirant de plus en plus, le ton baissait, le malade, ou bien revenait me trouver repentant, je l'admonestais, remontais son courage et obtenais une obéissance qui conduisait à de bons résultats, ou bien découragé, ne voulant plus se soigner, il dépérissait lentement, et la famille, dans un cas comme dans l'autre, clamait que j'avais prévu ce qui devait arriver et établissait ma réputation.*

Si j'ai insisté sur ces détails, c'est pour montrer qu'il est de toute urgence de prévenir le tuberculeux. C'est un devoir.

Que le public se pénètre bien des propositions suivantes, qu'il les propage partout et les mette en action, je serai satisfait, persuadé d'avoir plus fait pour la prophylaxie de la tuberculose que les mesures les plus draconiennes.

LA TUBERCULOSE S'IMPLANTE SUR TOUT INDIVIDU COMPROMIS DANS SON PHYSIQUE OU SON MORAL, *qu'il soit* OU *non* DE SOUCHE DE POITRINAIRE.

IL EST PLUS FACILE D'ÉVITER LA TUBERCULOSE QUE LA GUÉRIR. IL FAUT DONC LA DÉPISTER AU DÉBUT, ET A LA MOINDRE ATTEINTE, EMPLOYER TOUTE SON ÉNERGIE A LA GUÉRISON.

LA TUBERCULOSE EST TRÈS GUÉRISSABLE.

LE TUBERCULEUX PRÉVENU GUÉRIT AVEC UN TRAITEMENT LONG ET RIGOUREUX.

LE TUBERCULEUX NON PRÉVENU OU INSOUCIANT DEVIENT PHTISIQUE ET MEURT.

COMMENT ON DEVIENT POITRINAIRE

CHAPITRE PREMIER

QU'EST-CE QUE LA TUBERCULOSE?

La tuberculose est une affection spéciale dans laquelle il se produit, au sein des diverses parties d'un individu, des tumeurs d'abord très petites, qui contiennent un microbe déterminé : le bacille de Koch ou bacille tuberculeux. Ces tumeurs ou *tubercules* refoulent, compriment les tissus environnants, les gênent dans leur fonctionnement, amènent leur dégénérescence; puis comme ils augmentent graduellement de volume aux dépens de ces tissus, ils arrivent en contact les uns des autres et se fusionnent en de grosses masses qui ne trouvant pas une nutrition suffisante se détruisent au centre alors qu'elles s'accroissent à la périphérie. Cette destruction, cette liquéfaction pour ainsi dire, produit des cavités, des cavernes renfermant un pus qui forme les abcès froids, les abcès par congestion et la majeure partie des crachats lorsque c'est le poumon qui est atteint. L'agrandissement constant et la fonte concomitante des tubercules amènent la corrosion des organes puis leur disparition et rendent la vie impossible. Le pus formé est virulent, contagieux et peut inoculer la tuberculose à l'homme et aux animaux.

Cette évolution fatale ne se produit pas toujours, heureusement, car lorsqu'on met l'organisme en état de lutter, les tubercules cessent de s'accroître, ils s'incrustent de sels calcaires et s'entourent d'une coque fibreuse qui les étouffe et les empêche de nuire. Même après une période de destruction, les cavités peuvent se dessécher, devenir fibreuses, se cicatriser en un mot comme le fait la cavité d'un abcès franc ordinaire. Donc, à toutes les périodes il peut y avoir arrêt de l'évolution, par suite, guérison, mais ce n'est pas facile à obtenir.

Les phénomènes qui accompagnent le cours de la maladie sont variables du commencement à la fin. Le début est généralement insidieux, il peut y avoir déjà un envahissement notable de l'organisme sans que les troubles généraux soient marqués ou pénibles. Cette quasi absence de symptômes extérieurs est le fait le plus désastreux, car les malades ne veulent pas se croire atteints sérieusement lorsque l'on reconnaît leur affection et par suite ils ne veulent pas se soigner assidûment à une époque où la guérison est certaine.

Les tubercules peuvent naître dans tous les organes et produire une maladie différente suivant le lieu où ils se localisent. Quand ils se répandent rapidement dans tout l'organisme, ils provoquent une maladie suraiguë qui a des allures de fièvre typhoïde maligne et contre laquelle tous les secours sont impuissants, c'est la granulie tuberculeuse fatale à brève échéance. Cette poussée générale peut d'ailleurs se produire pendant le cours d'une tuberculose locale depuis longtemps chronique.

Lorsque la tuberculose se cantonne dans la substance cérébrale (tubercules cérébraux) elle produit des *accidents épileptiformes,* et si elle gagne les enveloppes du cerveau, les méninges, elle forme cette maladie terrible, fréquente chez les enfants et toujours mortelle, la *méningite tuberculeuse;* là tous les efforts doivent tendre à éviter le mal chez les sujets prédisposés, car actuellement rien ne peut guérir une méningite nettement déclarée. Les méningites guéries n'en étaient pas.

Envahisseurs des os, les tubercules en provoquent la *carie* et la destruction ; sur le tissu osseux vertébral, où ils se localisent le plus souvent, naît le *mal de Pott* qui produit les bossus, autant si ce n'est plus, que le rachitisme.

Dans les articulations, la tuberculose donne naissance aux *tumeurs blanches*, à la *coxalgie* si c'est sur la hanche.

Sous la peau, les tubercules se collectent pour donner les *abcès froids*, et sur la peau ils provoquent le *lupus* qui ronge la face et le nez, le plus souvent.

En un mot, tous les organes peuvent être atteints séparément ou ensemble : le foie, les reins, les yeux, les parties génitales, le péritoine (*péritonite* tuberculeuse souvent chronique), l'intestin (*diarrhées* chroniques persistantes très dangereuses, car elles entravent la nutrition).

Mais les localisations les plus fréquentes se forment sur le *larynx*, la *plèvre*, les *bronches*, le *tissu pulmonaire* pour donner lieu à la *tuberculose pulmonaire* qui conduit à la *phtisie*.

Dans le public, tuberculose pulmonaire, poitrinaire, phtisie sont synonymes; c'est une confusion qu'il importe de faire cesser, car il ne faut pas qu'un monsieur, à qui l'on apprend qu'il est tuberculeux pulmonaire, se dise poitrinaire ou phtisique.

La phtisie n'est que la fin de l'évolution de la tuberculose pulmonaire, le tuberculeux devient, s'il ne se soigne pas, et meurt phtisique. Le tuberculeux est très facilement guérissable, avec de la patience ; le phtisique guérit quelquefois, se prolonge souvent, au prix de bien des peines et des sacrifices, mais l'on n'est jamais sûr du résultat.

Indiquer nettement cette séparation entre le tuberculeux et le phtisique est nécessaire pour pouvoir annoncer au malade la nature de sa maladie, ne pas l'effrayer et le mettre en état de comprendre comment il doit seconder les efforts du médecin, s'il veut guérir.

Il faut maintenant passer rapidement en revue le mode le plus commun de l'évolution de la tuberculose pulmonaire.

A la suite de maladies qui ont affaibli l'organisme et que nous étudierons plus loin, ou du fait de conditions déprimantes physiques et morales que nous mettrons en relief dans un autre chapitre, les tubercules envahissent le poumon sans réaction qu'un peu de faiblesse générale. A l'occasion d'un coryza, d'un refroidissement quelconque, léger, qui ne produirait rien sur un organisme fort, se déclare un *rhume simple*. Le patient dit, ce ne sera rien, il se soigne seul ou à l'aide du pharmacien, se bourre de pâtes et sirops pectoraux, et le rhume *pourrit* et continue. Un rhume simple intense non tuberculeux, sans traitement doit être guéri en huit ou dix jours, et nous avons actuellement le moyen de le guérir en trois ou quatre, ce qui est préférable et ne fatigue pas. Tout rhume (ou *trachéite*) qui dépasse ce laps de temps doit être examiné sérieusement.

Revenons à notre enrhumé qui, tracassé de tousser continuellement, débarque enfin chez le médecin. Souvent celui-ci l'ausculte rapidement, n'entendant pas de râles de bronchite, dit ce ne sera rien, prescrit un traitement, et le rhume continue. Si, au contraire, le docteur examine minutieusement l'état de la poitrine (ce que l'on doit toujours faire), et s'il a l'oreille fine et le diagnostic exercé (ce qui n'est pas donné à tout le monde), s'il possède une bonne méthode et s'il veut indiquer à son client le danger qu'il court il pourra le guérir en l'espace d'un ou deux mois. Il est *urgent* de faire le diagnostic sûr le plus tôt possible.

Mais dans le cas le plus fréquent, qui est le premier, ou dans celui où le médecin quoiqu'ayant reconnu la tuberculose au début dit à son malade pour ne pas l'effrayer que ce ne sera rien et qu'il guérira aux beaux jours, celui-ci se soigne bien quelque temps puis se lasse, et le rhume continue toujours le malade crachant de plus en plus. L'appétit diminue, le sommeil est moins bon, le patient transpire facilement, et la nuit il a des sueurs abondantes ; il maigrit, se fatigue pour un rien, ressent des points douloureux de tous côtés et principalement dans le dos.

Puis plus tard la fièvre s'installe, il se fait des poussées aiguës, qualifiées de congestives ou bronchitiques, qui tiennent le malade au lit pendant quelques jours; il y a un certain temps d'accalmie, mais l'état général dépérit toujours, les crachats épais verdâtres sont purulents, l'amaigrissement croît.

Après un certain nombre de rechutes, le malade complètement phtisique, sans force, obligé de garder continuellement le lit, s'affaiblit, se cachectise, asphyxie, et meurt souvent au milieu d'un calme qui, depuis un certain temps, lui faisait entrevoir la guérison et donnait un regain d'espoir à la famille.

Le phtisique qui meurt, même si c'est un médecin, est d'un optimisme extraordinaire.

Ceci est la marche vulgaire de la phtisie, de la turberculose qui n'a pas été soignée énergiquement. Mais à toutes les périodes, sous l'influence d'une hygiène sévère, d'une méthode éclectique et raisonnée, d'un traitement unique et suivi, d'une surveillance continuelle, la maladie peut arrêter son évolution et le malade guérir. Certes, le tuberculeux guéri ne sera plus un homme comme les autres, il devra s'entourer de mille précautions, éviter toute cause déprimante sous peine de rechute, mais il vivra, pourra s'occuper de ses intérêts, vaquer à ses occupations habituelles; il ne sera plus un danger pour ses proches et la Société à laquelle il pourra encore prêter appui. Si même, la tuberculose a été dépistée au début, la guérison sera complète et rien ne distinguera l'individu guéri d'un autre; il pourra se marier et procréer. Combien de tuberculeux guéris et qui ne se doutent même pas qu'ils l'ont été !

CHAPITRE II

CAUSES DÉTERMINANTES DE LA TUBERCULOSE PULMONAIRE. — CONTAGION.

On admet aujourd'hui que la tuberculose est une maladie contagieuse produite le plus souvent par la pénétration du bacille tuberculeux dans les voies respiratoires. Jusque tout dernièrement on enseignait que les crachats des phtisiques, desséchés, se réduisaient en poussière impalpable chargée de bacilles ; que cette poussière, répandue partout par le vent, était inhalée par l'homme et provoquait le développement des tubercules. Depuis peu de temps on dénie toute action virulente à la poussière qui se trouve bientôt stérilisée par le grand air et le soleil, et l'on admet que la contagion s'opère par les parcelles liquides qui sont propulsées hors de la bouche du tuberculeux pendant les efforts de toux. Bref, la question est encore peu nette.

Certes la phtisie est contagieuse, on en a des preuves certaines, mais elle ne l'est pas au degré que l'on indique. Pourquoi, si la contagion s'imposait nettement l'aurait-on niée pendant des siècles ? Il y a 25 ans, peu de cliniciens l'admettaient. On voyait des époux, dont l'un était poitrinaire avancé, coucher des mois et des années ensemble, dans la plus intime des promiscuités, sans pour cela subir un sort commun. C'est qu'il ne suffit pas d'absorber les bacilles de Koch pour devenir tuberculeux, il faut que l'organisme soit délabré, qu'il y ait une déchéance nutritive. Tous nous possédons des bacilles dans nos voies respiratoires, et comment s'en garer dans une ville où le sol est constamment souillé par les produits morbides excrétés des malades ; si l'on examine les ganglions bronchiques de cadavres de gens morts d'autres maladies, on trouve presque toujours le fameux microbe ; nous devrions donc être tous poitrinaires, ou le devenir. Si nous ne finissons pas tous par là, c'est que nous sommes réfractaires. Lorsque l'on fait l'autopsie de personnes mortes de lésions banales ou par accident, on trouve dans 90 % des cas, dans leurs poumons, des *tuberculoses guéries*, *cicatrisées*, qui ne se sont jamais traduites à l'extérieur et l'individu vivant ne s'étant jamais douté de leur existence. Donc, l'organisme humain est peu propice au développement de la tuberculose, et nous avons une *double preuve*, d'abord de *l'insidiosité du développement* de la tuberculose au début et ensuite de la *guérison facile* de cette maladie. Seuls, les déprimés, les organismes miséreux, peuvent laisser évoluer leurs tubercules. On pourrait presque dire que *deviennent, ou restent tuberculeux, ceux qui le veulent.* Quelle consolation, quel espoir pour l'humanité !

Si la contagion de la tuberculose ne s'impose pas comme celle de la rougeole, de la scarlatine, de la coqueluche, etc., elle ne s'en produit pas moins quelquefois, et comme nous ne pouvons être sûrs de former un terrain réfractaire à l'évolution, il faut nous en garer le plus possible. On devra donc détruire prudemment tous les déchets (crachats, selles, etc.), des tuberculeux. Mais il faut bien se pénétrer d'une chose, si l'on ne veut pas en arriver à considérer les phtisiques comme des pestiférés que personne ne voudrait approcher, c'est que la grande propreté suffit à mettre à l'abri de la contagion.

Je blâme les mesures préconisées par l'Académie de Médecine parce qu'elles sont vexatoires et que, si draconiens que fussent les décrets, jamais ils ne seront exécutés ; elles sont de plus inhumaines, car elles tendent à faire croire que les poitrinaires sont des êtres excessivement dangereux qu'il faut parquer à part. Les pauvres diables ont déjà assez de contrariétés sans qu'on les expose à se voir honnis, ce qui ne serait pas pour remonter leur moral, ce grand facteur de la guérison. Belle hypocrisie médicale ! Vous ne voudrez pas dire à un malade qu'il est tuberculeux de peur qu'il ne se croie perdu, et vous lui imposerez des mesures, comme le port d'un crachoir ou l'isolement, qui l'éclaireront sur sa situation.

Quant à moi, persuadé comme les anciens, que la tuberculose est due à une déchéance organique produite par les causes que nous examinerons plus loin, que c'est une maladie spontanée dans la plupart des cas et que la contagion n'est que secondaire, je veux faire *œuvre humanitaire* en propageant les idées suivantes :

La tuberculose pulmonaire est très guérissable. Le *phtisique* propre, soigneux de sa personne, qui ne sème pas ses détritus organiques, n'est pas

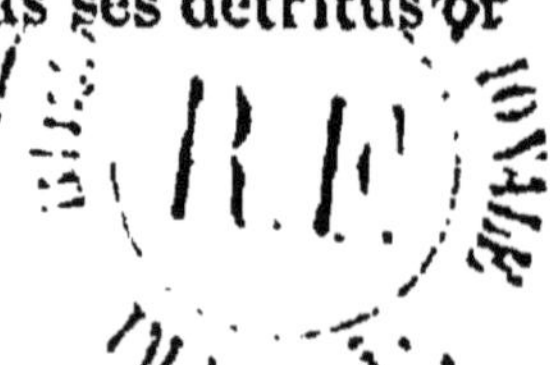

contagieux pour l'entourage qui l'environne, si celui-ci suit aussi les indications d'une propreté rigoureuse.

Il faut éviter toute déchéance organique, toute cause d'affaiblisement de son individu, et par prudence dans le cas de dépression écarter la vie en commun avec les tuberculeux.

La meilleure preuve que la tuberculose est due à la fatigue, à la misère physiologique (comme l'on dit) de l'être humain, c'est qu'elle termine fréquemment les maladies chroniques d'une autre nature (mentales, nerveuses, cancéreuses, diabétiques), non localisées sur le poumon. Toutes les affections longues et déprimantes peuvent provoquer la tuberculose pulmonaire.

Le manque d'air, de lumière, les privations, les fatigues corporelles et morales, les grossesses pénibles, les lois méconnues de l'hygiène sont les causes provoquantes de la phtisie pulmonaire. L'alcoolisme est actuellement peut-être la cause la plus fréquente de la tuberculose pulmonaire dans les milieux ouvriers. L'alcool amenant la dégénérescence des tissus, diminue leur vitalité et donne un milieu favorable à l'évolution du tubercule. D'après les remarques que j'ai faites, j'estime à près de 60 % des tuberculeux de la classe ouvrière, qui doivent leur mal à l'excès des spiritueux et de l'absinthe, chez les hommes bien entendu; la femme chez eux a bien d'autres causes de décrépitude lorsqu'elle ne s'adonne pas aussi à la boisson.

Supposez plusieurs ou toutes ces causes réunies, alliées à un encombrement et une promiscuité constantes, et vous assisterez à des sortes d'épidémies de tuberculose qui en imposeront pour un processus de contagion, mais qui s'expliquent facilement par le fait que chaque individu pris isolément est apte à faire un poitrinaire, et que l'encombrement limite encore son régime hygiénique pour former un facteur de plus.

Comme causes particulières de la tuberculose pulmonaire, nous avons les maladies aiguës ou chroniques simples, à répétition, des voies respiratoires, qui affaiblissent à la longue les organes ; nous trouverons aussi que la phtisie pulmonaire succède souvent aux tuberculoses localisées dans les autres tissus et conduit au terme final.

Quand la tuberculose pulmonaire se développe alors que depuis longtemps existe la tuberculose d'un autre organe qui s'est aggravée, il y a peu de chances de guérison. Il faut cependant faire des restrictions.

Avant de terminer ce chapitre, je dois encore réfuter une erreur qui a cours dans le public.

J'entends fréquemment, lorsque j'annonce dans une famille que le malade que je viens d'ausculter est tuberculeux, l'exclamation suivante : Ce n'est pas possible, il n'y a pas de poitrinaires dans la famille, tout le monde est gros et fort.

Il y en a même qui, imbus de cette idée, en veulent au médecin ; pour eux, on ne peut être phtisique que si on descend de parents morts tuberculeux. Certainement, les enfants qui naissent de parents tuberculeux, ayant des tissus aptes à favoriser l'évolution des tubercules ne peuvent qu'avoir des organes éminemment propices à l'éclosion de la maladie, et de fait la majorité meurt de tuberculose; mais ce n'est pas fatal et c'est justement à empêcher cette éclosion que nous devons tendre en soignant l'enfant dès sa naissance et le surveillant constamment. D'autre part, d'après ce que nous avons dit des causes occasionnant la tuberculose, il ressort qu'à côté de ces prédisposés héréditaires, il y a des prédisposés acquis par le genre de vie qu'ils ont suivi. On voit souvent, après des excès, des individus ayant toute l'apparence d'une santé robuste dépérir rapidement et finir phtisiques. Ce sont ces gaillards qui, aux premiers symptômes dévoilant la maladie, vous répondent après l'auscultation : « Avec un tempérament comme le mien, il n'y a pas de danger que je devienne poitrinaire, d'ailleurs il n'y en a pas dans ma famille. » Erreur fatale et dangereuse sur laquelle vous ne les ferez revenir que lorsqu'ils auront fondu d'une façon alarmante.

Si vous arrivez à les guérir, ils vous diront ensuite, comme beaucoup d'autres, d'ailleurs : « Le médecin s'est mis dedans, il m'avait annoncé que j'étais poitrinaire et je suis guéri. » Au lieu de la reconnaissance, le mépris. J'ai encore vu dernièrement un de ces malades mort d'un cancer abdominal, qui portait à un sommet des traces manifestes de tuberculose guérie et se moquait du médecin qui l'avait soigné et condamné, il y a 30 ans, comme phtisique.

On rencontre dans la vie, un certain nombre de ces fanfarons qui, au lieu de remercier la nature et leurs médecins de leurs bons soins, s'obstinent à vouloir n'avoir pas été poitrinaires.

A coté des enfants issus des phtisiques qui sont des prédisposés héréditaires, il y a encore une catégorie de prédisposés de naissance, ce sont les enfants issus de parents trop jeunes ou trop âgés, ceux qui viennent de père et mère affaiblis par la misère, le travail, l'inconduite ou les maladies, quelles que soient ces maladies. Les rejetons de nerveux, de goutteux, de cancéreux donnent une bonne proie à la tuberculose.

Tous ces *prédisposés* doivent être soignés avec la plus grande attention dès leur tendre enfance, et suivis jusqu'à majorité pour les faire accompagner de bons conseils.

CHAPITRE III

DES DÉBUTS INSIDIEUX DE LA TUBERCULOSE PULMONAIRE.— NÉCESSITÉ D'UN DIAGNOSTIC ET D'UN TRAITEMENT PRÉCOCES.

Chez les prédisposés ou chez les individus en état de réceptivité comme on dit actuellement, la tuberculose débute souvent d'une façon insidieuse et sous le masque d'une autre affection ou maladie.

Le sujet particulièrement apte à devenir tuberculeux est celui qui présente le facies suivant : La peau est d'une blancheur et d'une transparence laissant voir les veines bleuâtres, les cils sont longs, les yeux enfoncés sous des arcades saillantes et entourés d'un cercle bleuâtre; les muqueuses sont pâles et les dents d'un blanc éclatant. La poitrine est étroite, les épaules tombantes, les omoplates font saillie dans le dos en ailes de poulet, au-dessus et au-dessous des clavicules se montrent des enfoncements appelés vulgairement les salières.

Parmi les prédisposés on cite encore les sujets mal venus, l'infantilisme et le féminisme, les roux ou blonds vénitien; ceux qui ont les malformations rétrécissant les voies respiratoires supérieures, le nez, la gorge, ceux qui ont des *végétations adénoïdes*, ceux qui ont des rétrécissements des orifices et des vaisseaux du cœur.

Les *lymphathiques* doivent être particulièrement surveillés. Leur nutrition se fait mal, la croissance est pénible et entravée par une foule de petits accidents. Leur traitement doit être continué jusqu'à ce que leur développement soit achevé.

Le *scrofuleux* aux formes arrondies et molles, à la peau blanche et fine, au nez et lèvres volumineuses, qui est sujet aux éruptions qu'on appelle les *gourmes*, qui a le rhume de cerveau chronique, des maux d'yeux et de paupières continuels et tenaces, qui présente de grosses amygdales et des glandes volumineuses soit au cou, soit aux aines, soit sous les aisselles, est un degré de lymphathisme proche de la tuberculose ou en possession de tuberculoses locales atténuées; il finit fréquemment tuberculeux et pour éviter l'échéance il lui faut des soins pendant toute son existence.

Beaucoup d'*anémies* sans cause apparente ne sont que des débuts cachés de la tuberculose pulmonaire; il en est de même pour les *chloroses*. C'est chez ces anémiques et chlorotiques qu'il importe de ne pas se fourvoyer et de faire un diagnostic précoce, car si l'on ne dévoile pas la tuberculose (ce qui est assez difficile), le traitement ordinaire des chloroses ou anémies donne peu de résultats, tandis qu'au contraire le traitement curatif approprié fait merveille. J'en ai vu beaucoup de ces enfants, pour qui l'on m'accusait d'avoir la marotte du bacille de Koch et d'en voir partout, me revenir six mois, un an ou plus, après, en pleine évolution de phtisie. Dans certains cas, j'ai fait le diagnostic plusieurs années d'avance et prévenu les parents, qui d'abord furieux après moi, déploraient plus tard l'oubli et le dédain de mes conseils; trop tard quelquefois, hélas!

Il faut aussi se défier des maladies chroniques de l'estomac, les *gastriques* meurent souvent de tuberculose. Les *gastrites* et les *entérites* (inflammations d'intestins) longues et rebelles, en troublant la nutrition des individus, sont la plus belle cause de l'évolution des tubercules.

La *grossesse* met quelquefois en relief chez la femme les lésions cachées de la phtisie au début. Pendant cette période, la tuberculose se dévoile peu à peu et aussitôt la délivrance prend une allure rapide, surtout si la femme allaite son enfant, ce qu'elle ne doit faire à aucun prix dans l'intérêt commun.

L'*avortement* produit le même résultat.

Parmi les maladies aiguës qui favorisent le développement de la tuberculose pulmonaire, avec une élection marquée, nous devons citer la *rougeole* et la *variole*, encore mieux la *coqueluche* qui par sa longueur et ses quintes redoutables fatigue les organes respiratoires. La *grippe* est peut-être la maladie épidémique qui produit le plus de tuberculeux; elle s'attaque fréquemment à l'appareil broncho-pulmonaire, et chacun sait combien elle déprime l'état général et traîne sa convalescence. J'ai vu des attaques légères de grippe, ayant à peine gêné l'individu pendant quelques jours et forcé sa mise au lit, laisser à leur suite des faiblesses qui demandaient plusieurs mois de traitement énergique pour disparaître, Lorsque la grippe a sévi pendant l'hiver, il est très fréquent d'avoir à constater des tuberculoses pulmonaires dans le courant de l'été ou vers l'automne suivants.

Les suites de ces maladies, surtout chez des

individus prédisposés, chez les lymphatiques et les scrofuleux, doivent être surveillées d'une façon toute particulière.

Il est facile de comprendre l'intérêt qu'il y a (pour le médecin au point de vue scientifique et à celui de sa réputation, pour le malade dans son avenir), de démasquer l'évolution des tubercules sous les dénominations et les allures qu'elle revêt et emprunte à d'autres affections. Il y a nécessité, je dirai même urgence, à instituer rapidement le traitement *qui sera curateur*. J'ai souvenance d'un beau succès curatif, de tuberculose pulmonaire démasquée pendant le cours d'une *fièvre typhoïde*, chez une jeune fille ayant une tumeur blanche du genou (tuberculose locale) guérie. Ce résultat figure parmi ceux dont je suis le plus fier.

Dépister la tuberculose tout au début c'est la moitié de la guérison que le traitement rigoureux achèvera, c'est mettre les atouts dans son jeu.

Quand la tuberculose pulmonaire se développe franchement, elle suit des modes différents suivant les individus. Le cas le plus fréquent est celui que j'ai déjà signalé et que l'on pourrait désigner sous le nom de *mode de rhume négligé*. Il y a aussi celui des *rhumes à répétition*. Il faut donc guérir le rhume promptement.

Comment? J'ai essayé tous les traitements préconisés; les potions vulgaires calmantes, les sirops pectoraux n'ont aucune valeur curative; les balsamiques ont une valeur réelle mais minime; j'ai eu de bons résultats avec la créosote, mais le traitement de choix, celui qui guérit le rhume en quelques jours et forme la meilleure prophylaxie de la tuberculose, c'est la *pulmothérapie* que je préconise depuis trois ans.

La *bronchite* suraiguë ou la *bronchite* à répétition des sommets du poumon est une forme commune de début; il s'installe peu à peu une affection que l'on cache sous le nom de *bronchite chronique* et qui est de la tuberculose pure.

Autrefois, c'est à la suite d'une *pneumonie*, d'une *fluxion de poitrine*, que s'installe la tuberculose.

Un début fréquent aussi est celui qui a lieu par *pleurésie* ou par *congestion pleuro-pulmonaire*. La *pleurésie* dans plus de 80 % des cas amène à sa suite la tuberculose pulmonaire en l'espace de quelques mois à plusieurs années. C'est une des maladies dont il faut le mieux surveiller les suites, et je suis d'avis de commencer le traitement anti-tuberculeux aussitôt la période aiguë terminée. Je me suis toujours bien trouvé de cette manière de faire.

Quel que soit le début de la tuberculose, il importe de commencer immédiatement un traitement méthodique, rigoureux, continu. Le malade doit être averti que s'il veut obtenir la guérison, enrayer une maladie qui deviendrait sûrement fatale, il doit compter sur plusieurs années de traitement et se garder de tout écart intempestif.

Ce n'est pas ici qu'il faut présenter le traitement qui est d'ordre purement médical, ce n'est pas le but de cet opuscule. Je dirai seulement qu'en se basant sur les progrès les plus récents de la science médicale, on peut admettre les propositions suivantes :

La vie est une résultante d'actions chimiques

complexes, mais bien définies pour une fonction en particulier. La maladie n'est qu'une déviation de cette fonction sous l'influence de causes multiples. Pour ramener la fonction déviée à l'état normal, l'hygiène rationelle du corps et de l'organe atteint s'impose, comme une nécessité absolue, en première ligne, pour supprimer les causes perturbatrices. Il convient ensuite de remédier à l'action chimique troublée, par l'apport d'une fonction chimique suppléante empruntée à un organe sain similaire, laquelle remplacera l'autre et lui donnera le temps de se redresser. C'est ce que remplit actuellement la méthode *organothérapique*, employée dans beaucoup d'affections, avec un succès sans cesse croissant. Cette méthode appliquée aux poumons donne des résultats superbes; je l'ai employée dans toutes les affections broncho-pulmonaires depuis plus de trois ans, je l'ai préconisée dans mes publications et les confrères qui l'ont employée suivant mes indications ont eu des succès. J'ai donné à cette méthode le nom de *pulmothérapie,* et la meilleure preuve de sa qualité, c'est qu'en Amérique on l'emploie sous un autre nom tout en s'appuyant sur l'autorité de mes travaux.

Enfin, il y a certaines médications qui viennent s'ajouter aux deux bases fondamentales, qui favorisent et activent les résultats, mais qui doivent être employées avec prudence et sont variables avec les individus les uns s'en trouvant bien et les autres non.

Je ne veux pas terminer ce chapitre sans donner des indications sur ce que j'appelle l'*hygiène respiratoire*. Les voies respiratoires naturelles commencent au nez se continuent par l'arrière-bouche ou pharynx dans lequel s'ouvre par le larynx la trachée qui se divise en bronches de plus en plus petites, jusqu'au tissu pulmonaire. C'est ce trajet que suit l'air inspiré et c'est celui par lequel il est rejeté dans l'atmosphère dans le phénomène de l'expiration. Vous avez oublié la bouche, me d'rez-vous ? Point ! La bouche est faite pour recevoir les aliments et non pour la respiration. Les chevaux ne respirent pas par la bouche. Ce que fait la nature est toujours bien. La bouche est un antre large où l'air peut entrer brusquement et pénétrer ensuite rapidement dans la trachée et les bronches avec toutes ses impuretés, sa sécheresse ou son humidité, son refroidissement ; de plus cette entrée vive produit un réflexe qui limite le mouvement d'inspiration et accélère celui d'expiration ; il en résulte que le poumon prend moins d'extension qu'il ne le devrait et que l'air reste moins longtemps à son contact, par suite l'action chimique est écourtée.

Au contraire, le nez, pertuis étroit, anfractueux, sinueux, doublé d'une muqueuse où les vaisseaux sont abondamment répandus, protégé par un réseau de poils spéciaux ou vibrisses, retient les poussières, chauffe l'air qui arrive à son contact, lui procure de l'humidité s'il est trop sec ou lui fait déposer son brouillard s'il est trop humide, et ne laisse pénétrer dans les bronches qu'un gaz purifié et à la température du corps. De plus l'introduction se faisant graduellement, l'inspiration est plus lente, plus profonde, et le poumon prend de l'expansion dans toutes ses parties et surtout dans celles du sommet qui d'habitude sont le lieu d'élection des tubercules par suite du fonctionnement restreint. L'expiration est aussi plus lente et le poumon reste plus longtemps dilaté.

On doit toujours respirer par le nez. Malheureusement beaucoup de personnes font cette manœuvre en ouvrant la bouche et c'est la cause d'un grand nombre de maladies de l'appareil broncho-pulmonaire.

Apprenez à respirer !

CHAPITRE IV

COMMENT ÉVITER LA TUBERCULOSE PULMONAIRE.

Il résulte de notre petite étude, mise à la portée de tout le monde, que si la tuberculose est guérissable, il vaut encore mieux s'en passer.

En conséquence, il faudra combattre toute déchéance organique, soigner son hygiène sociale, physique et intellectuelle. Eviter toutes les affections qui prédisposent au développement des tubercules et lorsque par malheur on n'aura pu le faire, se soigner dès le début et surveiller les convalescences.

Les prédisposés ne devront jamais être perdus de vue par le médecin. Pris et soignés dès leur enfance jusqu'à leur développement complet, ils resteront prudents à l'état adulte et prépareront leur vieillesse.

Air pur, lumière et soleil à profusion, nourriture saine et abondante, exercices physiques progressifs, gradués et mesurés, repos nécessaire à la réparation, pas de passions déprimantes, pas de travaux physiques ou moraux dépassant la mesure ; en un mot vie régulière et sobriété, voilà le moyen le plus efficace pour éviter la tuberculose. Il en est d'ailleurs de même pour la guérir.

Pour terminer, je vais donner un *tableau général prophylactique* de la tuberculose en commençant par les conditions que doivent présenter les parents pour avoir des enfants forts et en suivant le régime de ceux-ci jusqu'au développement complet.

Le mariage devra être défendu entre individus tuberculeux, entre personnes bien portantes et toutes deux trop jeunes ou trop âgées, ou entre jeune et vieillard. On devra l'éviter entre individus lymphatiques ou ayant une même tare héréditaire, entre sujets issus de familles tuberculeuses.

Pendant la grossesse, la femme devra mener une vie hygiénique et confortable, se saturer d'air et de lumière, faire des promenades, éviter les fatigues, les soirées, les chagrins, prendre une nourriture saine et abondante.

La grossesse devra être évitée chez une mère prédisposée, si elle se présente, on devra faire suivre un régime approprié, et la mère n'allaitera pas son enfant qu'on enverra à la campagne où on lui donnera une nourrice vigoureuse, saine et bien choisie. La nourrice sera alimentée d'une façon hygiénique et tonique.

L'enfant sera élevé dans une chambre bien aérée, où la lumière entre à profusion, située au midi ou au couchant ; on le sortira souvent. Il faudra éviter de le sevrer trop tôt et ne pas le laisser au sein trop longtemps.

Au fur et à mesure qu'il grandira, on l'endurcira, on lui donnera des frictions sèches, des bains de plus en plus froids, puis on le mettra à l'hydrothérapie complète et régulière. La nourriture sera abondante (pas trop), choisie, et le régime surveillé. Si l'enfant est délicat, il faudra l'habituer à l'huile de foie de morue à haute dose. On vêtira l'enfant suffisamment pour qu'il n'ait pas froid, pas trop pour ne pas le rendre frileux, je suis partisan de l'endurcissement. Si l'enfant est faible et a des tendances à la transpiration il faudra lui faire porter de la flanelle, mais celle-ci doit être changée très fréquemment et nettoyée avec grand soin.

Les jeux devront être surveillés, il faudra interdire ceux qui demandent trop de force, ou qui fatiguent, on écartera ceux qui passionnent trop ou qui immobilisent l'enfant. Le jeu ne doit pas produire une tension des forces ou de l'esprit, c'est une dérivation salutaire dans le changement d'activité.

Les études devront être en rapport avec l'intelligence de l'enfant, elles ne devront pas être poussées et devront alterner avec des repos suffisants; jamais un enfant ne devra veiller pour étudier, on le couchera et le lèvera tôt. On ne devra pas obtenir de petits phénomènes intellectuels car ce serait aux dépens des forces physiques; d'ailleurs combien de ces élèves brillants s'arrêtent à un certain niveau qu'ils ne peuvent dépasser et contre toutes les prévisions deviennent des cancres au moment où ils auraient besoin d'activité d'esprit. Il est à remarquer que les hommes célèbres sont loin d'avoir été les étoiles de leur classe.

L'éducation spirituelle et morale de l'enfant doit aller de pair avec la vie au grand air, on ne cloîtrera pas un individu en croissance.

La gymnastique est salutaire, à condition de se borner aux exercices développant le thorax et de faire le tout avec modération. On peut recommander la corde à nœuds, l'échelle à revers, la natation, le canotage, l'escrime, l'équitation. On ne devra pas abuser de la danse.

Les bains de rivière, l'été, devront être courts et surveillés ; à la sortie, l'enfant sera énergiquement frotté à sec et aussitôt favorisera la réaction par un petite promenade à pied. Les bains de mer ne sont pas mauvais, mais ils devront être prohibés aux enfants nerveux et irritables, à ceux qui ont la peau délicate.

On devra favoriser les exercices de la voix, la déclamation, le chant.

Il faudra particulièrement surveiller les enfants à l'âge critique de la puberté, car c'est à cette époque que se développe souvent et insidieusement la tuberculose. Il faudra étudier et soigner énergiquement les *anémies* et les *chloroses* qui débutent à ce moment.

On devra, autant que possible, éviter le contact des enfants atteints de maladies contagieuses et mettre à l'abri des épidémies qui favorisent l'éclosion du tubercule. Si, malgré tous les efforts, l'enfant est pris, il faudra (surtout chez les prédisposés), avoir constamment l'esprit en éveil sur les moindres complications.

Enfin, dans le choix d'une profession, on évitera celles qui sont sédentaires, malsaines, celles qui forcent l'individu à séjourner dans des endroits froids, humides, peu éclairés.

Le travail au grand air, à la campagne ! Si chez les prédisposés on faisait le choix d'une profession rurale, allant du simple ouvrier à l'agronome savant, suivant les conditions intellectuelles et sociales, on fabriquerait beaucoup moins de tuberculeux et le pays serait plus riche.

Je termine cette étude en faisant les vœux les plus ardents pour que ces notions soient comprises et mises en pratique par le public, car il en résultera une victoire de la Société sur la Tuberculose.

Ce sera ma plus belle récompense.

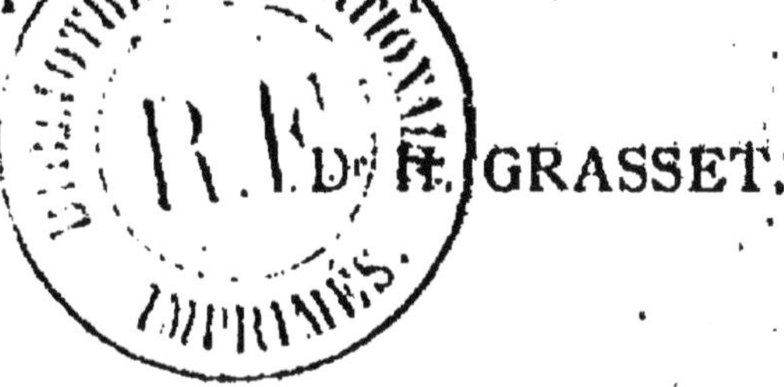

Dr H. GRASSET.

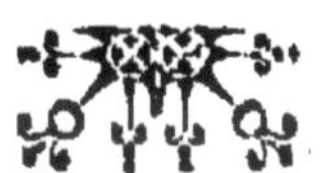

AUTRES TRAVAUX DU MÊME AUTEUR

(Suite)

X. ASYMBOLIE TRANSITOIRE D'AUTO-INTOXICATION.

Société de Médecine de Paris, 1897.

. ÉTUDE THÉORIQUE ET PRATIQUE SUR LE POUMON, GUÉRISON CLINIQUE DE LA TUBERCULOSE PULMONAIRE.

Académie de Médecine, Paris 1897.

I. ARISTOL ET CHIRURGIE RÉPARATRICE.

France Médicale, 1897.

II. TROUBLES DIGESTIFS PARABRONCHITIQUES.

France Médicale, 1898.

III. LA PULMOTHÉRAPIE.

France Médicale, 1898.

IV. LES FERMENTS SOLUBLES.

Variétés Médicales, 1898.

V. UNE PAGE D'HISTOIRE MÉDICALE (Pierre Desault, 1738).

Variétés Médicales, 1899.

VI. HISTORIQUE DES TRAITEMENTS DE LA PHTISIE PULMONAIRE CHRONIQUE.

Variétés Médicales 1899.

AUTRES TRAVAUX DU MÊME AUTEUR

(Suite)

IX. Asymbolie transitoire d'auto-intoxication.
Société de Médecine de Paris, 1897.

X. Étude théorique et pratique sur le poumon, guérison clinique de la tuberculose pulmonaire.
Académie de Médecine, Paris 1897.

XI. Aristol et chirurgie réparatrice.
France Médicale, 1897.

XII. Troubles digestifs parabronchitiques.
France Médicale, 1898.

XIII. La pulmothérapie.
France Médicale, 1898.

XIV. Les ferments solubles.
Variétés Médicales, 1898.

XV. Une page d'histoire médicale (Pierre Desault, 1738).
Variétés Médicales, 1899.

XVI. Historique des traitements de la phtisie pulmonaire chronique.
Variétés Médicales 1899.

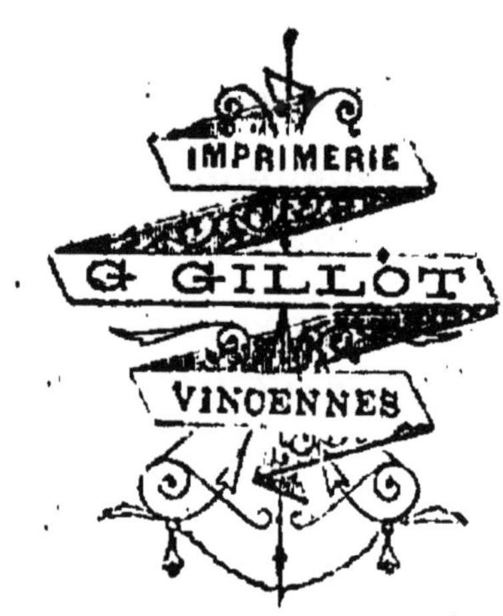
IMPRIMERIE
G GILLOT
VINCENNES

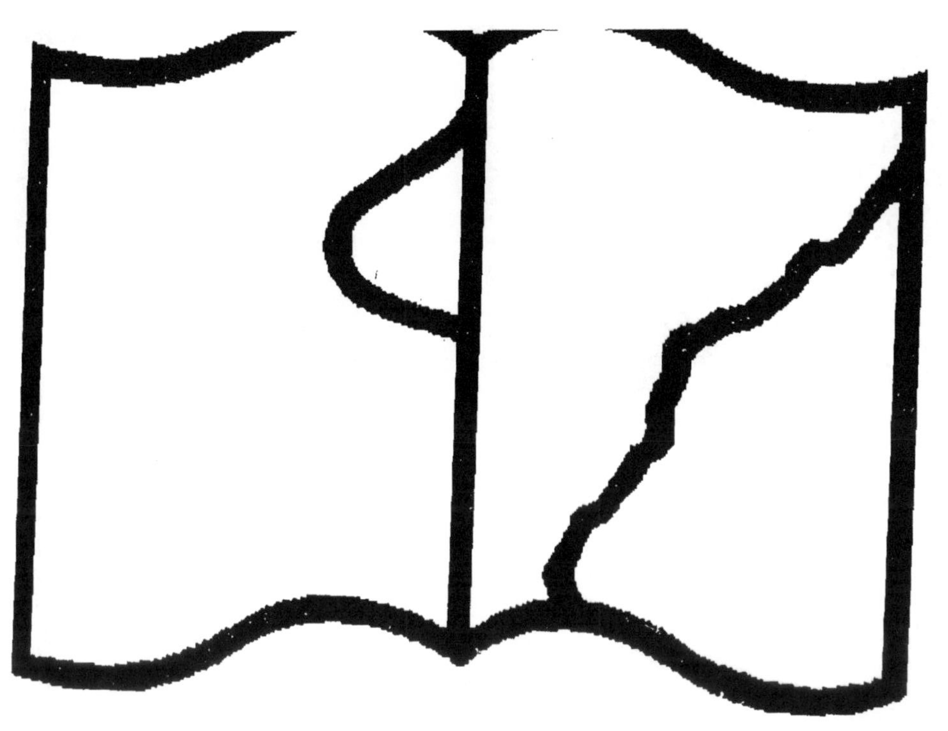

Texte détérioré - reliure défectueuse

NF Z 43-120-11

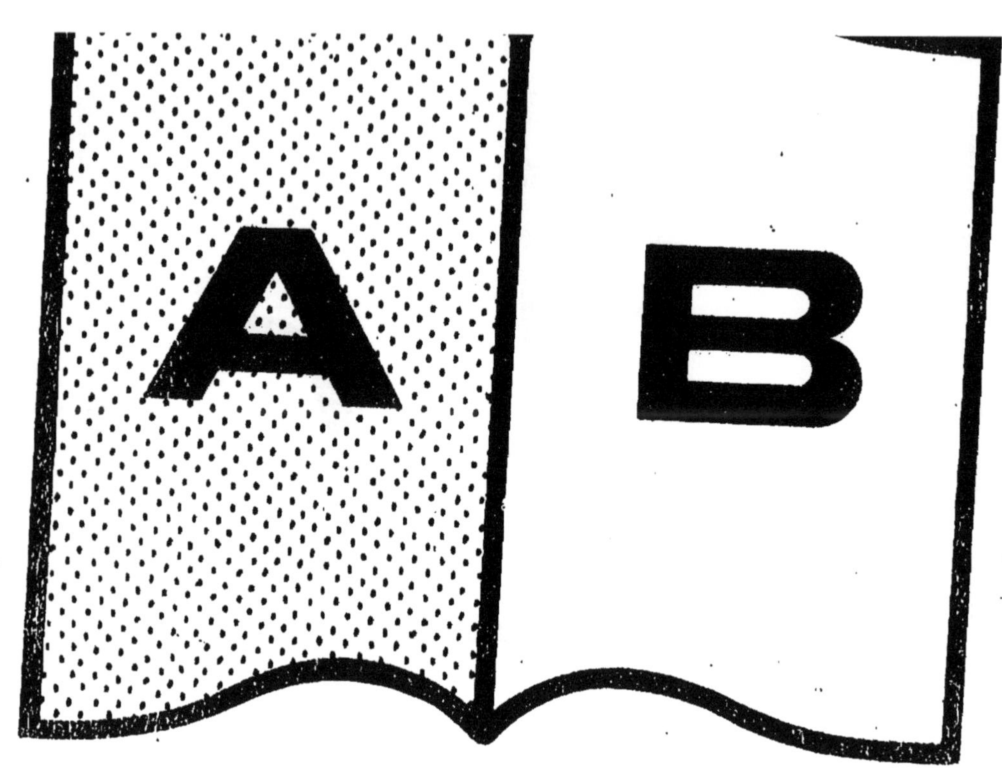
A
B

www.ingramcontent.com/pod-product-compliance
Ingram Content Group UK Ltd.
Pitfield, Milton Keynes, MK11 3LW, UK
UKHW020453230726
13925UKWH00005B/1906

9 782013 559850